MW01324074

Este Cuaderno
Pertenece a:

____

____

Made in the USA
Las Vegas, NV
09 February 2023

67230177R00069